LA SAL CRISTALINA DEL HIMALAYA

DR. JÜRGEN WEIHOFEN

LA SAL CRISTALINA DEL HIMALAYA

Un regalo de la naturaleza:
la fuente de la vida

EDICIONES OBELISCO

Si este libro le ha interesado y desea que le mantengamos informado de nuestras publicaciones escríbanos indicándonos qué temas son de su interés (Astrología, Autoayuda, Ciencias Ocultas, Artes Marciales, Naturismo, Espiritualidad, Tradición...) y gustosamente le complaceremos.

Los editores no han comprobado ni la eficacia ni el resultado de las recetas, productos, fórmulas técnicas, ejercicios o similares contenidos en este libro. No asumen, por lo tanto, responsabilidad alguna en cuanto a su utilización ni realizan asesoramiento al respecto.

Puede consultar nuestro catálogo en http://www.edicionesobelisco.com

Colección Obelisco Salud
LA SAL CRISTALINA DEL HIMALAYA
Dr. Jürgen Weihofen

1ª edición: diciembre de 2002

Título original: *Himalaya-Kristallsalz*

Traducción: *Maremagnum MTM. SL*
Maquetación y diseño cubierta:
Marta Rovira

Edita: Ediciones Obelisco, S.L.
Pere IV, 78 (Edif. Pedro IV) 4ª planta 5ª puerta
08005 Barcelona - España
Tel. 93 309 85 25 - Fax 93 309 85 23
Castillo, 540 - 1414 Buenos Aires (Argentina)
Tel. y Fax 541 14 771 43 82
E-mail: obelisco@edicionesobelisco.com

Depósito legal: B-51.357-2002
ISBN: 84-7720-981-2

Printed in Spain

Impreso en España en los talleres de Romanyà/Valls S.A.
Verdaguer, l. 08786 Capellades (Barcelona)

Prólogo

Nuestro sistema sanitario llega a sus límites, tanto científicos como de contenido. A la ilusión de que todo es factible a través de la aplicación de las ciencias naturales, con la que se pretendía erradicar todas las enfermedades, le sigue hoy una gran timidez. Con la ayuda de antibióticos, los médicos modernos han erradicado epidemias devastadoras, son capaces de devolver la vida a personas clínicamente muertas e incluso pueden trasplantar corazones. Pero se les resisten las enfermedades cancerígenas, cada vez más habituales, las alergias, las enfermedades crónicas extendidas en masa e incluso los efectos banales de la gripe.

Poco a poco, pero con insistencia, se vuelven a reconocer los métodos curativos antiguos que durante los años milagrosos de la economía se habían borrado del mapa por estar «anticuados» o «superados». Con el primer entusiasmo de poder llegar a curar enfermedades con el pensamiento racional se pasaron por alto dos puntos muy importantes: que las personas somos seres vivos, no máquinas, y que tenemos alma. Los métodos curativos tradicionales de Oriente mantienen la creencia de que las personas son *cuerpo-alma-espíritu-ser*. Pueden producirse enfermedades en todos estos niveles y deben tratarse en todos y cada uno de ellos. La ciencia médica asiática, principalmente la Medicina Tradicional China (MTC) y el Ayurveda indio, gozan cada vez de más popularidad entre pacientes y terapeutas. Aquí uno se siente otra vez percibido y comprendido como una persona completa.

Pero a los europeos, no nos hace falta mirar tan lejos: nuestra medicina natural también intentó hasta el siglo XIX tratar al hombre en su totalidad, de modo holístico. El mejor ejemplo de ello es la homeopatía.

Da igual qué ciencia médica experimental observemos, las terapias están siempre determinadas, junto a las plantas curativas y una alimentación consciente, por tratamientos básicos de calor, frío, agua y sal. En muchas estaciones balnearias el tratamiento se basa en la estimulación con ayuda del clima, aguas curativas, agua de mar o agua salina. Estos elementos aportan energía y ayudan al enfermo a reencontrar el equilibrio y la salud.

En este contexto, la sal del Himalaya es más que un alimento. Proviene de un tiempo en el que todavía no existía la contaminación ambiental producida por el hombre. Es tan pura como no puede serlo hoy ningún otro alimento. En ella se hallan grabadas informaciones del mar primitivo del que surgió toda la vida. En la sal cristalina se encuentra el medio ideal en el que todas las formas de vida están en armonía. Con la ayuda de esta sal, nuestras células encuentran el camino de regreso a un estado curativo primitivo lleno de energía.

La sal es, por su edad, un fabuloso y agradable método curativo. Sin sal no hay vida. Les invito a conocer de forma imparcial el inmenso potencial de la sal cristalina del Himalaya. Les pido disculpas por los posibles errores y espero que experimenten positivamente con la sal cristalina.

Dr. Jürgen Weihofen
Troisdorf, abril de 2002

El mar primitivo: el origen de la vida

Cuando durante las vacaciones queremos regenerarnos, almacenar nueva energía o ganar fuerza vital para aguantar el día a día, para la mayoría no existe otra alternativa: viajar cerca del mar. ¡Con qué magia atraen las costas a las personas! Se ha convertido en la expresión «me perdería en una isla desierta». Estar rodeado por el mar es un sueño antiguo de la humanidad que actualmente pueden realizar más personas gracias al fenómeno del turismo.

Pero el turismo moderno también ha provocado que algunas partes de las costas se parezcan a una gran ciudad con su *tam-tam* y sus bloques de viviendas. Pero incluso en estos lugares puede aún percibirse la fuerza y la fascinación que atrae a las personas a la playa y las deja observar melancólicamente hacia el horizonte, como si presintieran que ahí pueden encontrar todas las respuestas de la vida.

Los balnearios y estaciones curativas cerca del mar demuestran que, desde hace 200 años, la medicina usa la fuerza curativa del mar para tratar alteraciones existenciales, enfermedades crónicas de la piel y vías respiratorias, así como alergias y estados bajos de defensas. Una visita prolongada a uno de los balnearios que usan la sal o a una gruta de sal provocan un cambio definitivo de opinión y, con frecuencia, la curación definitiva.

El sol, el viento y el suave clima estimulan y favorecen estos efectos curativos. Pero lo decisivo para la curación es el agua marina y el aire salado. La talasoterapia, basándose en experiencias antiguas, aplica como variante moderna todos estos factores con un objetivo. ¿Cómo es posible que el agua del mar produzca tanto bienestar a las personas? Nosotros somos seres terrestres y no peces del mar. ¿Existe una relación profunda de cuyo origen no somos conscientes?

Si reseguimos la evolución de la vida desde sus inicios podremos constatar esta íntima relación entre el mar y el hombre. Darwin descubrió que los hombres estamos al final de una cadena ininterrumpida de evolución y desarrollo. Somos seres vivos que, según un plan secreto de la vida, nos hemos adaptado al medio a través de cambios respecto a nuestros antecesores y hemos seguido evolucionando. Hoy, todavía podemos percibir esta evolución en el proceso de gestación de un nuevo ser humano: desde la concepción hasta el nacimiento un embrión pasa por casi todas las etapas que la evolución ha tardado millones de años en recorrer. Hasta que nacemos ¡vivimos en agua salada! Sólo después, llega la transformación en seres terrestres que respiran.

La ciencia moderna ha constatado la existencia de ello en la Biblia. Cualquier vida proviene del agua, exactamente, del mar primitivo. También hoy el mar cubre el 70 % de nuestro planeta. Los mares son tan grandes y profundos que la tierra podría perderse en ellos. Las profundidades mayores sobrepasan los 11.000 metros, mucho más profundas de lo que son las montañas más altas en la tierra.

En el agua del mar pueden encontrarse todos los elementos y sustancias. De esta manera, la capa superior del suelo, de la que hace cuatro millones de años surgió la vida, se formó con abundancia de sustancias. Las primeras moléculas gigantes obtuvieron la capacidad de desdoblarse y así reproducirse. De esta forma, se crearon los primeros microorganismos en el mar primitivo. Después, como paso importante, siguió la fotosíntesis, es decir, los primeros seres vivos marinos pudieron recoger energía de la luz solar, dando lugar a la flora marina. Se cree que las primeras plantas fueron algas azules.

La abundancia de la vida animal se basa en la vida vegetal del mar. Los pequeños animales marinos se alimentan del plancton. Los crustáceos, el *krill* y las caracolas alimentan a peces pequeños, éstos a los grandes y así sucesivamente. Únicamente los habitantes más grandes del mar, como la ballena barbuda y el tiburón ballena se alimentan sólo de plancton.

Se conoce el parentesco entre las primeras plantas terrestres, el helecho y la cola de caballo, con las algas. La vida conquistó la tierra desde el mar. Los animales se introdujeron en este nuevo medio y se adaptaron a él.

Desde la perspectiva humana, todo lo que acontece en la tierra posee una especial importancia. Pero la tierra sólo cuenta con una actividad biológica diminuta comparada con la del mar. Muchas partes son montañas o desiertos que están poco habitados. En la tierra, la vida sólo se manifiesta pocos metros por encima de la superficie, mientras que en el mar se encuentra en las partes mas profundas y ocupa casi la totalidad de su volumen. Se estima que el 80 % de la actividad biológica en nuestro planeta se localiza en el mar. También es en el mar donde se hallan muchas más variedades de formas de vida que en la tierra. Entre ellas, existen inacabables relaciones: entre zonas profundas y llanas, con mucho alimento o con poco, regiones calientes y frías. Poco a poco, empezamos a comprender el significado del mar para el clima y el medio ambiente en nuestro planeta e intuimos los inmensos peligros que conlleva la influencia de la civilización humana y cómo ello puede afectarnos directamente. El deshielo de los polos y los glaciares a causa del constante calentamiento, y el sucesivo aumento del agua son sólo un ejemplo entre muchos. La influencia de los mares sobre el clima es, por su gran volumen, muy potente: los mares regulan la temperatura, son decisivos para la circulación del agua e influyen en el viento y las nubes. El intercambio de oxígeno y dióxido de carbono con el aire es enorme. La vida bajo las condiciones actuales no sería posible sin el mar; y sin el mar primitivo no habría vida en absoluto.

* * *

¿Por qué es salada el agua del mar? El agua del mar contiene una salinidad del 3,5%. El principal componente es el cloruro de sodio, aunque pueden hallarse todos los minerales solubles con agua. Las fuentes son los minerales rocosos que se encuentran en la corteza terrestre y que por acción de la lluvia se disuelven y llegan al mar. Los ríos aportan al mar un promedio de 0,1 gramos de sal por litro. A través de la evaporación del agua, la sal permanece en el mar y así se ha ido enriqueciendo durante millones de años. Las erupciones volcánicas marinas y las substancias transportadas por el viento desde la atmósfera también incrementan la cantidad de sal en el agua marina. Este proceso de salificación del mar es continuo.

El hombre, al igual que la capa terrestre, está compuesto por un 70% de agua. Nuestro cuerpo necesita minerales disueltos y partículas porque nuestras células se sienten mejor en un medio parecido al agua del mar. La presión en nuestras células se mantiene gracias al potasio, y sin la combinación que éste efectúa con el sodio en el exterior de nuestras células, nuestro sistema se derrumbaría. Ahora bien, es sabido que las pérdidas de agua no pueden compensarse solamente con H_2O, sino que debe añadirse sal. El término «isotónica» se refiere a las bebidas que aportan tantos minerales como los que existen en nuestra sangre. Las pérdidas de sangre sólo pueden compensarse con una solución de sal común, no con agua pura. Tener conciencia de todo ello, nos hace comprender que los seres vivos terrestres, y entre ellos el hombre, tenemos una relación muy especial con el agua marina: ella es nuestra casa, la madre de nuestra vida.

El «oro blanco» a través del tiempo

La prehistoria

Tanto hombres como animales ya intuían que la sal es fundamental para la vida. Las vegetarianos cubren su necesidad de sal consumiendo plantas que contienen gran cantidad de minerales. Los carnívoros tienen suficiente con sus presas. Para los humanos la sal es un alimento tan puro como el agua. La necesidad o el deseo primitivo de consumir sal se manifiesta actualmente en el uso abusivo que, por lo general, hacemos de ella en nuestra alimentación y sobre todo en los productos fabricados industrialmente. Así, la sal común se encuentra hoy en día por todas partes, es barata y no falta en ninguna comida picante.

Antiguamente para la gente que habitaba cerca de la costa obtener sal nunca fue un problema. Con el consumo de pescado y otros frutos marinos, se aportaba la cantidad necesaria de sal al cuerpo. Puede obtenerse sal a través del secado de agua de mar o de la consumición en pequeñas cantidades de agua marina, como hacían antes los marinos. Incluso hoy, en los balnearios existen tratamientos basados en la ingestión de agua marina.

Sin embargo, aunque fuera fácil conseguir sal en las zonas costeras, el transporte de la sal marina hacia el interior era costoso y peligroso: la sal es muy sensible a la humedad y debía protegerse de la lluvia o la humedad ambiental. Por eso, en el interior de los territorios la sal marina era un bien exquisito y mucho más caro que en nuestros días. Los largos caminos de los comerciantes se conocen hoy todavía como los «caminos de sal».

A veces, se encontraban fuentes de agua salada y así se aseguraba un almacén propio de sal. Estos lugares se protegían con gran secreto, ya que la sal representaba un gran bien económico. Poseer una fuente de sal suponía una fuente de ingresos segura. Sí, la sal era igual a dinero. A los soldados romanos se les pagaba en parte con sal, de ahí proviene en la actualidad la palabra *salario* para expresar el sueldo mensual.

La sal hacía ricos a comerciantes y ciudades, y era un objeto de comercio y poder muy apreciado. Hasta tal punto las sal determinaba la vida, que muchos nombres actuales de ciudades provienen de ella: *Salz*burg, *Salzg*itter, Bad *Salz*uflen y también Schwäbisch *Hall*, *Halle* o Bad Reichen*hall*, porque la palabra indogermánica para la sal era «Hal». Grandes vías de comunicación, que después se convirtieron en carreteras, conservan nombres como *Hellweg*, que significa «calle de sal».

La palabra alemana *Salz* proviene de la palabra latina *sal*, que proviene de «sol». Denominamos «Sole»[1] a una solución salina, que significa sol. Sin el sol no puede obtenerse sal del agua marina. La energía del sol, que evapora el agua, hace posible la cristalización de la sal. En la sal existe siempre energía solar almacenada.

La palabra indogermánica *Hal*, de la que deriva *Haal* o *Hall*, significa además de sal «vibración» o «sonido». Se conoce el «Nachhall» (el eco) en grandes espacios. «Hal» significaba para los celtas «sagrado», lo que demuestra que nuestros antepasados veían en la sal algo más que un mineral muerto. La vibración es pura información que proviene de la materia. Aquí se oculta un secreto perdido de los tiempos antiguos que hoy cuesta recomponer. Se trata del conocimiento sobre los procesos de conducción en la unidad *cuerpo-mente-alma*, usado, por ejemplo, en la homeopatía: la medicina más efectiva

1. *N. del T:* En todo el libro se hace referencia a una solución salina con el término alemán *Sole.*

es la que, desde la perspectiva química, después de la potenciación no contiene ningún principio activo, sino sólo información. Y el transmisor es siempre el agua, que transmite informaciones incluso en soluciones (mayor potencialidad). La sal provino siempre del agua y se disolverá siempre en agua. Si usamos sal de los mares actuales nos encontramos por desgracia que contiene toda la información de los desagües y otras impurezas. El agua del mar primitivo, que estuvo intacta bajo tierra durante 250 millones de años, está libre de este «eco» y nos aporta un sentimiento reconfortante, que se puede describir como "nostalgia hacia la salud y la patria".

En los albores de la civilización, los hombres conocían muy pocos métodos para conservar los alimentos. Pero con todo, uno de estos métodos (y además el más usado) era la incrustación con sal. Sobre todo la carne y el pescado se conservaban con sal y así se convertían en reservas de alimento. Se descubrió que la sal sustraía materias orgánicas del agua. Así, mataba los microorganismos peligrosos que, de lo contrario, se precipitaban sobre las proteínas muertas. Podía conservarse carne y pescado en recipientes de sal durante todo el invierno. Para la tripulación de los barcos estas reservas eran vitales. La verdura y los vegetales era otro de los alimentos que también se conservaba en sal. El *chucrut* todavía hoy es conocido como una verdura conservada en sal.

Antes, se conservaban de la misma forma pepinos, alubias, cebollas y otras clases de verduras, colocándolas entre capas de sal o recubriéndolos con sal. Todavía hoy, es habitual adobar la carne con sal.

La sal en la antigüedad

La primera noticia que poseemos sobre el poder curativo de la sal proviene del Egipto del siglo III a.C, a través del conocido arquitecto y médico Imótepo. En esta transmisión se describe cómo la sal seca las heridas evitando la formación de infecciones.

En la antigüedad, la sal era tan preciada que estaba considerada como un elemento sagrado o un regalo de los Dioses. La unión entre Dios y el pueblo elegido fue sellada con «la sal de Yahvé», como se describe en el Antiguo Testamento. La sal es también de gran importancia en el mensaje central del Nuevo Testamento como símbolo de un elemento que contiene la vida y la luz y que otorga curación, concretamente en la plegaria de la montaña: «Vosotros sois la sal de la tierra. Pero cuando la sal se ha vuelto insípida, ¿con qué hay que salar?» En las iglesias, todavía hoy se utiliza sal en el rito del bautismo.

Cuando entre los años 356 y 323 a. C., Alejandro Magno llegó hasta el subcontinente índico descubrió los yacimientos rojizos de sal cristalizada en el Himalaya. Esta sal fue considerada tan valiosa que empezaron a explotarla y transportarla con increíbles maniobras a través del sistema montañoso Hindukush hacia Europa. Esta apreciada sal permaneció en la familia imperial y fue conocida como «sal imperial».

En la antigüedad, la sal no sólo era un alimento, sino también un medio curativo. Dioscórides, conocido médico de un emperador romano, describe así la importancia de la sal:

> «En cada comida debe haber sal y quien así lo haga disfrutará de una larga vida y gozará del bienestar general y de la procreación de la familia, ya que la sal es la vida misma».

Aconseja la sal como medio laxante, y cataplasmas de agua de mar caliente para las dolencias de la piel. Recomendó, como sal poderosa, la gema de sal.

La sal en la Edad Media

La sal también jugaba un papel importante en las costumbres de la Edad Media y en los hábitos de la mesa. La hospitalidad se demostraba compartiendo el pan y la sal entre todos. En la mesa, la sal se presentaba en recipientes de lujo. La presentación de la sal en la mesa correspondía al rango y consideración de los invitados. En la mesa, se partía la sal del bloque y se troceaba. Hasta el siglo XIX, no se dispuso de la sal blanca y fina. Se sustituyeron los recipientes antiguos de sal por otros con tapas agujereadas, con los que la sal podía esparcirse directamente sobre las comidas.

A través de las fuentes salinas, llamadas «fuentes de Sole», apareció de forma natural el valioso material bruto. La obtención de sal se efectuaba mediante la fuerza humana y valiéndose de palancas y cubos. Ya en el siglo XIV, en *Bad Reichenhall* (Alemania) se construyeron norias mecánicas con cadenas móviles (llamadas máquinas *Pater Noster*) para extraer el *Sole* (solución o agua salina) a través de un pozo. La cantidad media de sal era de un 21,3% (25, 6% es la cantidad máxima de sal en *Sole* saturado). En las casas de cocción, la sal se extraía a través de la evaporación del agua del *Sole*. La sal hervida en las sartenes debía secarse en «casas de secado». El *Sole* con poca cantidad de sal se concentraba con la denominada «técnica de graduación» para ahorrar combustible: primero, se dejaba reducir el *Sole* sobre paja, y después sobre endrino. En la actualidad, estos mecanismos se utilizan en muchos balnearios con fines terapéuticos: enriquecen el aire con sal, y cuando se respira este aire se alivian diferentes dolencias respiratorias.

En 1611, estalló una verdadera «guerra de sal» entre el ducado de Baviera y la diócesis de Salzburgo.

Hasta 1829, no se resolvió definitivamente la lucha por la sal con un «contrato de salinas».

En el siglo XVI, el famoso médico Paracelso defendió la postura de que sólo lo salado se digiere bien y aconsejó el uso de la sal para tratar heridas, y baños de *Sole* para las enfermedades cutáneas.

La alquimia y el arte curativo no eran para Paracelso ninguna contradicción. En su sistema de definición del mundo la sal era el elemento principal que relacionaba el microcosmos con el macrocosmos. Para él, la sal estaba al lado de los otros dos elementos principales, el azufre y el mercurio, y unía así el principio inflamatorio (el azufre se enciende rápidamente) con el principio líquido (el mercurio es líquido, se evapora y se condensa). La sal representaba lo no evaporable y no derretible (tierra), es decir, las cenizas. Si pensamos que hoy en día la sal representa la materia base de la mayor parte de la industria química, debemos reconocer que con su teoría Paracelso tenía razón a su modo.

La formación de yacimientos de sal gema

La mayoría de los yacimientos de sal gema de la tierra se formaron hace 250-230 millones de años. En la era del Pérmico, todavía no existían los continentes actuales y las masas más importantes de tierra formaban el gran continente conjunto llamado Pangea. En él, la actual Europa estaba situada a unos 30 ó 40 grados de latitud más al sur; desplazada cerca del ecuador, la India estaba más al sur. A lo largo de la historia de la tierra, se elevaron las partes terrestres y los mares se secaron. Los lagos y lagunas procedentes del mar primitivo, que quedaron cortados por la elevación de la tierra, se evaporaron a causa de un clima cálido y seco parecido al del desierto. A través de una barrera o umbral se bloqueó el reflujo libre de *Sole* salino y de solución salina a estas cuencas.

Los distintos minerales son solubles de diferente forma en agua, y desaparecen también de otra forma de la solución. Primero se posa el yeso, que es difícil de diluir, después el sulfato de calcio y por último, cuando una gran cantidad del agua marina ya está evaporada, el cloruro de sodio. La sal cristalizada del agua marina se depositó primero en forma de pequeños granos. Los sedimentos de sal crecieron en parte con una fuerza considerable y los cambios geológicos los cubrieron de polvo y tierra.

El continente primitivo se rompió y los continentes separados empezaron a disgregarse de las capas terrestres viscosas más profundas. Las placas continentales se presionaron las unas con las otras en diferentes lugares, y allí se formaron montañas. A través de este desplazamiento del suelo, los depósitos de sal quedaron muy por debajo de la superficie terrestre, fueron sometidos a gran presión y se condensaron.

¿Qué es la sal?

La sal es la unión de pequeñas partículas de cargas positivas y negativas, llamada iones. La sal común está compuesta por iones de sodio con carga positiva e iones de cloro con carga negativa, que forman una zanja cúbica. Cada pared de esta zanja, compuesta de sodio o de cloro, está construida dentro de la otra y la mitad del largo de las celdas elementales están inclinadas en dos direcciones. Los modelos típicos en forma de dado de los cristales están muy idealizados. En realidad, las nubes de electrones de sodio con carga positiva y de cloro con carga negativa se tocan. Cada ión tiene forma de octaedro y está envuelto en seis iones. Con las mediciones modernas, se consiguió determinar la longitud de un canto de una celda elemental. Así, un centímetro cúbico de sal cristalizada contiene $1,8 \times 10^{22}$ celdas elementares (esto es, un número con 22 ceros).

La relación química es cloruro de sodio, y su composición NaCl. Pero la sal común no es la única sal. Otros minerales de sal son, por ejemplo, sulfatos como el yeso o carbonatos como la cal. El mineral de NaCl se conoce internacionalmente como «Halit». Los cristales tienen forma de dado y en su estado puro son incoloros. La mezcla con otros materiales puede provocar tonos de otro color. Los tonos rojizos, amarillentos y marrones provienen del hecho de que también contienen algunos óxidos de hierro como, por ejemplo, la hematita o la limonita. En casos excepcionales, se conocen longitudes de los cantos de los cristales de hasta un metro. En la separación de una gema de sal, los cristales se rompen paralelos a la superficie con forma de dado, surgen siempre dados cuadrados o paralepípedos rectangulares. Cuanto más pequeños son los cristales rotos, menos se aprecia el color primitivo. La luz no puede penetrar en su interior, sino en los cantos rotos de modo que los cristales parecen blancos.

Obtención de la sal

Obtención de sal a partir de agua marina

El secado del agua marina es el método más antiguo para obtener sal. Reproduce lo que también ocurre naturalmente en condiciones óptimas, y es el proceso con el que se formaron los yacimientos de sal más grandes del mar primitivo. Hoy en día, se producen más de 50 millones de toneladas en salinas de todo el mundo, a través de la sistematización de la obtención de sal marina.

En las zonas llanas de la orilla se hallan como mínimo tres cuencas, una detrás de otra, comunicadas a través de canales bloqueables. Se deja entrar el agua marina en la primera cuenca, aumentando el contenido de sal a través de la evaporación; la solución salina se conduce a la siguiente cuenca, algo más pequeña, y así se concentra consecutivamente; en la última cuenca se cristaliza la sal y se amontona en una gran pila.

En la obtención industrial de sal marina, la sucesiva concentración y el agrupamiento mecánico de la sal cristalizada provocan una selección de las diferentes sales, obteniendo sólo prácticamente cloruro de sodio, mientras que las sales y elementos restantes son eliminados a lo largo del proceso.

Obtención de sal a partir de fuentes de Sole (o solución salina), norias y perforaciones

Las fuentes naturales de agua son saladas, si el agua ha pasado antes por capas que contienen sal. Antes, de las fuentes de agua salada, llamadas también fuentes de *Sole*, se obtenía la sal a través de la cocción. A partir del siglo XVI, se intentó la construcción de pozos para obtener agua salada. Anteriormente, se intentaban explotar los yacimientos de sal en las montañas, mediante la introducción de agua dulce en las llamadas norias. El agua disolvía la sal, se conducía durante días a través de las capas profundas y en el valle se transportaba hacia las salinas.

Actualmente, el *Sole* saturado se obtiene de perforaciones con un sistema doble de tubos. A través del tubo exterior se introduce agua en el yacimiento, y el *Sole* saturado asciende a través del tubo interior a causa de la presión del agua.

Los tres procesos de obtención (fuentes naturales, introducción de agua dulce, actuales perforaciones) tienen en común que la sal cristalizada se disuelve primero en agua, y después se vuelve a cristalizar como sal pura por el efecto de la ebullición. Ya en la Edad Media, se usaba la ebullición en sartenes como proceso de separación. Se dejaba secar el *Sole* en la sartén y con una pala se removían los cristales de sal de la sartén. Las impurezas en sales de magnesio o de calcio, que amarillean la sal y hacen que sepa amarga, se concentraban en el Sole y debían ser separadas.

Explotación seca de las gemas de sal

Las gemas de sal que se solidificaron del mar primitivo yacen parcialmente bajo la superficie terrestre. Pero en algunos lugares, afloran a la superficie y, según se ha comprobado, son explotadas por los hombres desde tiempos prehistóricos. Desde aproximadamente el año 1000 aC., se ha producido una explotación minera sistemática. Al principio se trabajaba manualmente, pero después se introdujeron sistemas mecánicos de ayuda en las explotaciones mineras de modo que se lograban mayores profundidades. Hoy, se utilizan, en casi todos los lugares, mecanismos explosivos y tuberías. Existen pocas minas de sal en el mundo en las que se rompa la sal cristalizada sin la ayuda de estos medios técnicos. Éste es el caso de las plantas salinas de Himalaya en Pakistán. Aún así, las descripciones que presentan cómo se rompe la sal «manualmente» o «con la mano» no deben tomarse muy en serio. Evidente-mente, las manos humanas no podrían separar la sal de la tierra sin la ayuda de herramientas. Si no se utilizan explosivos o máquinas grandes para la explotación, el método óptimo para tratar la valiosa sal cristalizada y garantizar su pureza es mediante herramientas manuales. Lo más importante, es extraer los cristales lo más grandes y enteros posible, y que la sal no se diluya después ni se reelabore en sal de salina en una planta de recristalización, como ocurre por desgracia en la obtención industrial de sal. La sal de salina refinada es en un 99% cloruro de sodio, es decir, se han substraído gran parte de los minerales e informaciones adyacentes.

Elaboración de la sal

Existen sales marinas que la naturaleza ha dejado sin refinar. Pero durante el proceso de extracción se produce una selección, como por ejemplo con la sal común pura. Por esta razón, la sal marina obtenida en las salinas nunca puede mostrar el gran abanico de materias disueltas en el agua marina.

Hoy en día, por norma general, la sal de explotaciones mineras se diluye en agua, y después se refina de la misma forma que con las fuentes salinas o las perforaciones, con la ayuda de agua en forma de sal disuelta en *Sole*. Actualmente, el *Sole* no se hierve como antes en sartenes abiertas sino en recipientes cerrados de evaporación automática y en un proceso continuo. Las sales adyacentes se separan del *Sole* añadiendo cal y sosa. La sal de mesa acabada contiene entre un 99,95 y un 99,99% de cloruro de sodio puro. Con el vapor del proceso se produce la ebullición del *Sole*, y la pasta salina restante se desagua en centrifugadoras y se seca con aire caliente. «Compactando» y mezclando otras materias como disolventes y anticoagulantes, se obtienen los productos salinos deseados para la industria química y alimenticia, y la sal común de mesa para el consumo diario. Por lo general, los cristales de sal están cubiertos de carbonato de sodio (E-500), dióxido de silicio (E-551) o cianuro ferroso de sodio para que se dispersen bien a través del salero.

En la Edad Media, en Europa central existían 150 lugares con salinas o plantas salinas que no producían más de 5.000 Kg. al año. Actualmente la obtención de sal se concentra en unas pocas y grandes empresas que producen individualmente más de 100.000 toneladas de sal al año. Algunas empresas cuentan con más de cien productos salinos que se diferencian por la granulación y la composición.

Para la sal común se requiere una granulación de entre 0,2 y 0,8 mm. Para la elaboración de quesos y embutidos se utiliza una sal aún más fina de menos de 0,1 mm. La sal para adobe de carnes y embutidos tiene un suplemento de nitrato de sodio de un 0,5 hasta un 0,6 %.

Desde el tiempo de los monopolios principescos de sal hasta nuestros días, se ha conservado el impuesto sobre la sal. Por esa razón, la sal que no era para el consumo humano debía mezclarse con suplementos como el óxido de hierro. La sal para los animales y para el tránsito de las calles era inservible para el consumo humano y se podían poner en circulación sin tener que cargar con los impuestos sobre la sal.

* * *

Quien para su alimentación o aplicaciones curativas aprecie la sal primitiva con todos sus minerales adyacentes, en la que existen estructuras cristalinas de hace 250 millones de años que se conservan en su forma originaria, rechazará la sal refinada u obtenida en las salinas. Elija la sal cristalina pura, rota en las minas, sin diluir ni recristalizar, sin adulterar, en forma de pedazo natural o un poco rota en forma de granulado. Para usar en las comidas debe molerse con el molino de sal, poco antes de ser utilizada. Esta sal cristalina aporta a las comidas un condimento especial, que sobrepasa la pura percepción gustativa de «salado». No debe utilizarse sal refinada con fines curativos externos o internos ya que si queremos, como mínimo, acercarnos al «efecto marítimo» natural utilizaremos sal que contenga cuantas más materias disueltas en agua marina mejor. Quien esté convencido de que la naturaleza proporciona lo mejor, puede ahorrarse en este caso una discusión sobre la sal artificialmente yodizada o fluorizada.

El significado de la sal para nuestro cuerpo

A través del ejemplo de la solución de sal común, puede explicarse la importancia que la misma tiene para el organismo humano. El médico escocés, William Brooke O'Ashaugnessey, propuso igualar las pérdidas de sal y agua causadas por diarreas en enfermos del cólera con la ayuda de una solución intravenosa dc sal común. En 1832, se usó por primera vez y con éxito este método.

Actualmente, en la medicina se usa una solución estándar que contiene un 0,9% de sal, al igual que el plasma sanguíneo. Para grandes pérdidas de sangre, la solución isotónica de sal común representa muchas veces una primera medida que puede salvar la vida. Es una solución conductora para la mayoría de fármacos inyectados, pero también puede inyectarse bajo la piel o en el músculo. Debido a su parecido con los flujos corporales y su tolerancia, es idónea para enemas y limpiezas, como por ejemplo en intervenciones de catéter en las zonas del estómago, intestino y vejiga. Las limpiezas nasales sólo se llevan a cabo con soluciones salinas.

¿Por qué una solución isotónica afecta a las células corporales de distinta forma que el agua pura? La explicación se encuentra en la función de la capa exterior de la célula: la membrana celular. Tiene dos funciones vitales: representa una frontera con el exterior y, al mismo tiempo, es responsable del metabolismo. El abastecimiento de alimento y energía llega al interior de la célula a través de ella y elimina los residuos que se producen durante el metabolismo celular. La membrana es selectivamente impermeable al agua y a las materias disueltas. Por esta razón, se describe como membrana semipermeable. Mantiene una presión en el interior de la célula, en la que el agua se une a través de sales disueltas.

Si aparece un desnivel en los distintos grados de solución se tiende a igualarlos: las materias disueltas se transforman en la dirección de menor concentración y el agua en la dirección de mayor concentración. Si una célula está rodeada de agua pura, existe el peligro de que el interior de la célula pierda materia. La célula se puede defender de ello con un dispendio de energía durante un tiempo determinado; después, ocurre el colapso celular y con ello la muerte de la célula. Pero, este peligro desaparece si en el exterior de la célula se encuentran tantas materias disueltas como en su interior. Ahora bien, un exceso de sal en el exterior de las células también es perjudicial, ya que atraería agua y secaría la célula. La concentración isotónica, es decir osmótica, correcta en la solución se comporta neutralmente y no provoca problemas de presión ni del metabolismo.

Puesto que tanto la carencia como el exceso de sal son perjudiciales, la correcta dosificación de ingestión de sal es fundamental para el cuerpo humano. Ingerir poca sal hace bajar la presión sanguínea y provoca disfunciones. Para igualar las pérdidas, el cuerpo humano necesita de 5 a 6 gramos diarios de cloruro sódico. Por el contrario, una sobredosis de sal puede eliminarse a través de los riñones, siempre que haya una ingestión suficiente de agua. En una sobredosis extrema, este mecanismo regulador falla y aparecen disfunciones graves. Así, se puede morir tanto por una falta de sal como por un exceso. Una materia tan inofensiva como la sal común puede matar a una persona, sólo depende de la cantidad. Este ejemplo demuestra claramente la sabia teoría de Paracelso: la dosis determina si una materia es veneno o no.

Encontrar la medida justa es también un arte en la alimentación. Esto afecta a los alimentos individualmente: combinar y administrar en cantidades adecuadas las comidas y bebidas preferidas es una regla alimentaria simple, pero en la práctica no tan fácil de aplicar, para obtener más salud. La regla de las cantidades adecuadas también afecta a los componentes de los alimentos. Conocemos la cantidad que el cuerpo necesita de muchas materias y dónde está la frontera, hacia arriba y hacia bajo, de lo no saludable.

La sal común y el cloruro de sodio son dos de los minerales vitales indispensables para que nuestro cuerpo mantenga sus funciones y proceso de construcción. En el agua, y por tanto en los flujos corporales, el cloruro de sodio se divide en las dos partes eléctricamente opuestas Na+ y Cl-, que se designan como iones o electrólitos. En el plasma sanguíneo, linfa, estos dos electrólitos son los más comunes en el interior y en el exterior de las células. En los flujos corporales del hombre se encuentran aproximadamente 160 gramos de sal común, de los cuales la mitad se localizan en los huesos, tendones y cartílagos. El 97% del cloruro de sodio disuelto se encuentra en el exterior de los cuerpos celulares, en el espacio de flujo extracelular. Aquí, la función principal de la sal es mantener la presión osmótica. La distribución cambiante y constante de los electrólitos en el organismo determina la dirección de flujo del agua. El mantenimiento del agua y de los electrólitos están estrechamente relacionados. Bajo un dispendio de energía las bombas de iones bombean sodio continuamente hacia fuera de las células y potasio hacia dentro.

Pero para un buen funcionamiento del organismo, no sólo la propia agua del cuerpo y las sales disueltas en ella deben estar en equilibrio sino que también deben estarlo los ácidos y las bases. El ácido o el valor ph de la sangre se mantiene constante de forma precisa, lo que requiere una regulación continua en el proceso de metabolismo. Para neutralizar los excesos de ácidos, nuestro cuerpo dispone de suficientes cantidades de minerales como sodio, potasio y magnesio con las que poder producir rápidamente enlaces para formar bases.

El sodio participa en la estimulación de nervios y músculos y en la activación de enzimas. Los iones de cloro proporcionan la concentración de ácidos suficientes en los flujos gástricos, indispensable para una buena digestión.

La falta de sal produce las siguientes molestias:

- ★ Náuseas
- ★ Vómitos
- ★ Calambres
- ★ Cansancio
- ★ Menor elasticidad y deshidratación de la piel
- ★ Bajadas de presión hasta llegar al colapso circulatorio (sobre todo en diarreas prolongadas, vómitos, sudores fuertes o ingestión de diuréticos)
- ★ Apatía y coma.

El exceso de sal puede producir las siguientes molestias:

- ★ Concentración de agua en los tejidos (edemas)
- ★ Presión sanguínea alta
- ★ Molestias en el funcionamiento de los nervios y el cerebro.

★ La ingestión de 150 a 200 gramos de sal común puede provocar la muerte en los humanos.

En el período de 14 días la mitad del cloruro de sodio se modifica. Se pierde a través de los riñones, el sudor y el intestino.

Hoy en día, la relación entre sal común y presión sanguínea alta no está vista unilateralmente como antes ya que se ha comprobado que con la misma ingestión de sal, diferentes personas presentan presiones sanguíneas distintas. Muchas personas no reaccionan a un aumento de ingestión de sal con un aumento de la presión, su cuerpo lo regula a través de múltiples eliminaciones. En el 80% de las personas con presión sanguínea alta la causa es hereditaria. Sólo algunas personas reaccionan de forma sensible a la sal en el alimento y éstas deberían, naturalmente, regular su ingestión. Pero actualmente, en pocas ocasiones se prescribe una dieta pobre en sodio. En la mayoría de los pacientes con presión sanguínea alta la causa no radica en la sal, y no influye de forma alguna el hecho de si la ingieren en mayor o menor cantidad. Los cambios de vida razonables bajan la presión sanguínea: reducción de peso, movimiento, dejar de fumar, reducir el consumo de alcohol. Los métodos de relajación también pueden reducir la presión sanguínea.

Básicamente, hoy está demostrado que con la actual alimentación se ingiere una media de sal más alta de la necesaria. Esto ocurre porque ingerimos mucha sal contenida en embutidos, productos cárnicos, quesos, pan, aperitivos, salsas y productos acabados. El *fast-food* y los productos industriales generalmente están muy salados, la mayoría de las veces sólo para compensar la falta de sabor. Las comidas en los bares y restaurantes están frecuentemente demasiado saladas. Los fritos, *snacks* picantes, barritas saladas, cacahuetes o patatas se presentan siempre con mucha sal.

La elevada ingestión de sal produce problemas de salud sólo cuando su ingestión es, por norma general, refinada, puro cloruro de sodio, y sólo aporta sodio y cloro. En ella faltan los minerales adyacentes y otros elementos que se encuentran naturalmente en la sal cristalizada.

Si quiere alimentarse de forma sana debe reducir el consumo de sal escondida en muchos productos industriales y sustituirla por sal cristalizada natural. Este cambio es beneficioso para su salud. Pero no sólo la ingestión de sal cristalizada; para alimentarse de modo sano debe también beber *Sole* en forma de las conocidas «curas de *Sole*». Si se renuncia a la ingestión de sal refinada no hay nada en contra por parte de la ciencia alimenticia para someterse a una cura de sal. Lo que parece poco razonable es poner una cantidad pequeña de sal rica sobre sal pobre.

Componentes de la sal cristalizada

La sal común de mesa contiene entre 0,01 y 0,05 % de cloruro de sodio puro. Por el contrario, la sal cristalizada abarca todas aquellas materias disueltas en el mar primitivo hace 250 millones de años. A parte del cloruro de sodio, se encuentran otras materias desde un 2 % hasta un 3 %, dependiendo del lugar; es decir, de 50 a 300 veces más minerales adyacentes que en la sal de salinas. Esto se aprecia la mayoría de las veces en el color: los grandes trozos del Himalaya son de color rojizo a causa de las uniones de hierro que contienen.

Existen declaraciones que describen la existencia de 84 elementos. En la mayoría de los casos, no se trata de análisis químicos sino de derivaciones teóricas sobre el sistema periódico de los elementos. Los defensores de estas teorías argumentan que, teóricamente, a parte de los seis gases nobles, deben aparecer todos los elementos de la tierra en las sales cristalizadas. La aplicación de métodos de análisis químicos para su comprobación fue imposible a causa del gran número de elementos. Se ha comprobado que aparece calcio, potasio, magnesio, óxido de sulfuro, hierro, manganeso, flúor, yodo, zinc, cromo, cobre, cobalto y oro. El contenido de metales pesados es tan bajo, que desde el punto de vista médico, no representa ningún problema.

A parte del cloruro de sodio, la sal cristalizada primitiva aporta materias minerales y otros elementos que nuestro cuerpo necesita. Los más importantes se presentan a continuación. Se especifican primero sus beneficios y, a continuación, las consecuencias en caso de carencia.

Potasio: Presión en el interior de las células, activación de los enzimas, control electropsicológico de las células. Su carencia causa cansancio, nerviosismo, alteraciones del ritmo cardíaco y dolores de cabeza.

Calcio: Construcción de huesos y dientes, activador nervioso, contractor muscular, coagulador sanguíneo. Su carencia desencadena rampas musculares, picores, sordera, perturbaciones del sueño, caída de dientes y hemorragias.

Magnesio: Construcción de huesos, activa más de 300 enzimas, metabolismo energético, conducción nerviosa, producción de hormonas, función muscular, corazón. Su carencia ocasiona debilidad muscular, problemas cardíacos, dolores en los huesos, nerviosismo, miedo, depresión.

Sulfuro: Presente en las proteínas, activa la obtención de energía material para los huesos, cartílagos, tejidos. Su falta produce piel descolorida, pelo reseco, tejidos flácidos, dolores en las articulaciones, miedos.

Silicio: Tejidos, cartílagos, huesos, dientes, vasos sanguíneos, pelo, piel. Su carencia desarrolla enfermedades cutáneas, envejecimiento más rápido de las arterias, caída del cabello, uñas rompedizas.

Hierro: Componente de la hemoglobina, transporte de oxígeno, enzimas. Su falta provoca cansancio, debilitamiento de los estímulos, inapetencia, empobrecimiento sanguíneo, problemas de piel y cabello, dificultades para concentrarse.

Zinc: Activa muchos enzimas, componente de la insulina, cambio de proteínas, hidratos de carbono y grasas, sistema inmunitario, crecimiento, desintoxicación. Su falta causa retraso en el crecimiento, propensión a las infecciones, mala curación de heridas, cansancio, disfunciones de potencia, problemas de menstruación, falta de impulso, caídas de piel alrededor de la boca, depresión.

Manganeso: Coagulador sanguíneo, sistema nervioso central, insulina, hormonas tiroides. Su carencia ocasiona ruidos en las orejas, problemas auditivos, cansancio, problemas en la coordinación muscular, dolores de articulaciones, nerviosismo, pesimismo, falta de lívido.

Cromo: Receptor de insulina en el cuerpo celular, influencia en el nivel de azúcar en la sangre. Su carencia provoca cansancio, irritabilidad, alteraciones del sueño, mareos, dolores de cabeza, avidez hacia dulces y alcohol.

Cobre: Síntesis de la hemoglobina, sistema defensivo, huesos, pigmentos en la piel y el cabello. En estados carenciales aparece debilidad, decoloración de la piel y el cabello, dermatitis, empobrecimiento de la sangre.

Cobalto: Componente de la vitamina B12, síntesis de la hemoglobina, construcción de proteínas. Su carencia provoca empobrecimiento de la sangre con sus consecuencias.

Yodo: Hormonas tiroides, vitalidad, combatidor del estrés, producción de energía, crecimiento. Su falta produce cansancio, sobrepeso, palpitaciones cardíacas, nerviosismo, menor rendimiento.

Selenio: Componente de los enzimas, protección de los radicales libres, respiración celular. Su carencia provoca infecciones, envejecimiento prematuro, enfermedades cardíacas.

A menudo, se infravaloran los minerales y las partículas. Pero son tan importantes para el funcionamiento sano de nuestro organismo como las vitaminas. A causa de la producción industrial en masa de productos alimenticios acabados con ingredientes refinados, nuestra alimentación ya no proporciona suficientes materias constructoras del metabolismo. Por eso, los terapeutas aconsejan cada vez más compensar este déficit con las sales cristalinas del Himalaya. La cura bebida de *Sole* ha compensado muchos estados carenciales y ha producido grandes mejoras subjetivas y objetivas.

Más importante que el análisis de las sales cristalinas es el conocimiento en su globalidad. El cloruro de sodio es naturalmente con un 98 % el elemento principal cuando consumimos sales o las utilizamos con otros objetivos. A nadie se le ocurriría cubrir su necesidad de hierro con sales cristalinas. Pero no se debe reducir el significado de los minerales y partículas sólo porque no aparecen en grandes cantidades. Nuestro cuerpo sólo los necesita en pequeñas cantidades pero ¡los necesita! Cuando faltan aparecen manifestaciones ocasionados por su carencia, así como también ocurre con la falta de vitaminas. Pero, a la vez, una sobreingestión puede perjudicar más que favorecer.

Las sales cristalizadas proporcionan de forma natural con su perfecta composición, inmejorable de forma humana, las materias disueltas en el agua de mar. Cada separación, eliminación, refinación, manipulación y adición artificial sólo puede conducir a un peor resultado. Porque, ¿qué puede ser mejor que las condiciones ambientales que provocaron la formación de la vida en el mar primitivo? Allí estaba todo lo necesario para la vida. No existía nada dañino, sino no se habrían desarrollado la gran cantidad de formas actuales de vida que conocemos y a las que pertenecemos. Hoy, aprendemos que para la vida, es decir, para el funcionamiento sano de un organismo vivo, no sólo cuentan los elementos cuantitativamente. La homeopatía potencia –el químico diría «diluye»– materias a potencias decimales, así que el fármaco no contiene ninguna molécula de la materia inicial. Esto también se practica con las sales: el cloruro de sodio o el sodio muriático producen un efecto, aunque no contienen partículas. ¿Por qué no deberían tener importancia las partículas de materias que acompañan a la sal primitiva? La globalidad es siempre más que las partes. No pongamos tanta atención en los componentes, ¡utilicemos la sal cristalina infalsificable en su globalidad!

¿Por qué sal cristalizada del Himalaya?

La respuesta es en realidad muy sencilla: la sal cristalina extraída de los yacimientos en su estructura natural posee otras cualidades que la sal refinada del *Sole* en forma de cloruro de sodio recristalizado. La diferencia entre las dos sales no reside solamente en los minerales y las partículas. La sal cristalizada contiene y transporta, a través de su estructura cristalina, informaciones grabadas en ella. Gracias al reloj de cuarzo sabemos que los cristales pueden absorber ondas electromagnéticas y devolverlas. Los residuos nucleares radioactivos se almacenan en sal porque ésta absorbe la radiación.

Después de que la sal marina se depositara en las partes llanas del mar primitivo, hace más de 250 millones de años, empezaron a separarse los continentes. La sal se acumuló debajo de otras capas y fue sometida, en parte, a grandes presiones. Se formaron montañas porque las partes terrestres se movían las unas contra las otras. La presión más grande provocó las montañas más altas: el continente subíndico se desplazó contra Asia y se formó el Himalaya, donde se encuentra la mayor elevación de la tierra con más de 8.000 metros de altura. Allí, se produjo la mayor presión sobre los depósitos de sal y se formaron yacimientos con gran cantidad de sal cristalizada. Ahora, tienen una estructura cristalina de color rojo anaranjado, y son las sales más ricas que conocemos energéticamente.

Las personas sensibles pueden sentir esta energía y de hecho así nos lo indican los tests con péndulo o los métodos quinesiológicos. Peter Fereira lleva a cabo investigaciones biofísicas a través del diagnóstico segmentario que prueban las diferentes cualidades de las sales. Son conocidos los dibujos cristalinos microscópicos de cristal *spagyrico*: la sal del Himalaya presenta muestras finas y vivaces, mientras que la sal común presenta estructuras rectas y aisladas.

La energía de las sales cristalizadas del Himalaya llega hasta lo máximo de lo mesurable. Se desconocen influencias tóxicas. Pero pueden determinarse algunas diferencias provocadas, seguramente, por los distintos yacimientos o los diversos procesos de extracción y elaboración. El cristal de sal sólo puede contener lo que contenía el mar de dónde se secó. Podemos dar por sentado que en las distintas partes del mar primitivo existían diferentes materias disueltas. Las oscilaciones debían ser igual de grandes como en la cantidad de sal de los mares actuales. Así, la concentración de sal en el Atlántico es del 3,7 % y en el Mar Negro sólo del 1,8 %. En el Mediterráneo es de hasta el 3,9 % y en el Mar Rojo del 4,0 %. Las diferentes coloraciones de los cristales de sal muestran la distinta composición de las materias adyacentes. Así, por ejemplo, las tonalidades rojizas indican que contienen mucho más hierro que los blancos.

Para conservar la energía positiva de la sal cristalina no se debería trabajar con explosivos en los yacimientos ni, a ser posible con máquinas, sobre todo eléctricas. Los tipos más finos conservan sus cualidades a través de la selección y el desmenuzamiento con molinos de piedra o cerámica. También en la cocina debería molerse la sal sólo con un molino de cerámica. El contacto con un objeto metálico puede, al igual que ocurre con remedios homeopáticos o magnéticos, alterar el efecto. Por eso tampoco debe utilizarse ninguna cuchara de metal para medir el *Sole* saturado.

Algunos críticos contemporáneos se preguntarán por qué las diferencias de cualidades entre diferentes sales no pueden medirse con métodos «científicos». Algunas personas incluso reconocen que para ellos sólo existe lo que se puede probar científicamente. Si con un análisis químico no pueden probarse ninguna o pocas diferencias, entonces éstas, no existen. Por eso, los diferentes precios de la sal proveniente de distintos lugares no estarían justificados. Vale la pena reflexionar sobre ello y no sólo en cuanto al caso de la sal.

Desde una perspectiva puramente química, una piedra silícea es lo mismo que un cristal de roca. O un trozo de carbón y un diamante. Para un experto en vinos hay una diferencia enorme entre un vino de calidad y un vino normal, que se refleja en el valor y en el precio. Puede tratarse de vinos de la misma variedad y del mismo terreno pero con la única diferencia en cuanto al año o al viticultor. Un análisis químico no mostraría ninguna diferencia o diferencias «esenciales». Un «inexperto» podría decir: ¿Por qué un vino debe tener un valor múltiple al otro? La «esencia», los componentes principales, es la misma: existe la misma cantidad de alcohol, de azúcar y también de acidez. Las diferencias sólo se notan en los rastros que dejan las materias que aportan el gusto; lo que cuantitativamente no puede ser decisivo. El experto opina lo contrario: precisamente las diferencias inmedibles que sólo reconoce el experto dan un valor especial, porque se acercan a una imagen ideal. Nadie critica en este «apartado para gurmets» a los proveedores y a los expertos presentando análisis químicos.

En referencia a la sal cristalizada del Himalaya, se realizan acusaciones basadas en estas argumentaciones analíticas que muchas veces van más allá de los puros intereses científicos. Sin embargo, no siempre se pueden detectar diferencias con un análisis químico.

Los animales se dejan llevar por el instinto. Es conocido que, si se les deja elegir, prefieren la comida producida ecológicamente a la normal aún cuando nosotros no podemos encontrar ninguna diferencia a través de métodos analíticos. Las personas hemos perdido muchos instintos o no confiamos en los sentimientos que «surgen del estómago». El péndulo, el movimiento de músculos u otros procedimientos alternativos sirven para mostrar a nuestro espíritu lo que sentimos. En referencia a la sal, miren sencillamente los cristales rojizos, prueben su sabor y dejen decidir a su sentimiento si prefieren éstos al blanco cloruro de sodio puro.

Otra ayuda para decidirse en referencia a la diferencia cualitativa: el agua almacena informaciones. La homeopatía utiliza esta característica para la potenciación. Cuanto más disuelta está, más peso tiene la información. Se supone que el motivo de esta aptitud son las estructuras, parecidas a los cristales, que oscilan a grandes frecuencias, en las que las moléculas de agua que están en constante movimiento se juntan permanentemente en nuevas muestras. El agua tiene una «memoria». Se impregna negativamente a través de materias del entorno y positivamente, por ejemplo, al pasar por capas rocosas o a través de cristales rocosos y piedras preciosas; así se puede borrar la muestra de frecuencia negativa y «devolverle la vida», es decir, cargarla otra vez con energía positiva.

Durante la cristalización de los cristales de sal del mar primitivo, éstos reflejaron las estructuras del agua del mar remoto y las almacenaron. Así, las condiciones ideales para el inicio de la evolución de la vida se han mantenido grabadas durante más de 250 millones de años, y hoy devuelven a nuestras células corporales la oscilación armónica que estimula las fuerzas autocurativas.

Otra consideración para pensar sobre ello: los libros están hechos básicamente de papel y tinta impresa. Por eso, un químico nunca podrá determinar a través de un análisis la diferencia entre la buena y la mala literatura. ¿Se puede decir que por eso no existe esa diferencia? Por supuesto que existe, pero no se encuentra en el nivel material, sino en el nivel de la información.

Nadie se debe ver obligado a «creer» en la fuerza especial de las sales primitivas. Pero cada uno debería realizar imparcialmente la prueba de sustituir la sal común por estas otras, y apreciar los efectos de una cura bebida de *Sole* (a excepción de las personas que padezcan de los riñones o que reaccionen sensiblemente con una subida de presión a la sal común: deben consultar a su médico). Si ustedes no perciben diferencia alguna, pregunten quizás a personas sensibles sobre su experiencia con sales cristalinas. Pueden decidir en cualquier momento si vale la pena realizar el cambio a más naturaleza y a más valores integrales.

En todo caso, este cambio no es perjudicial. Al contrario, la sal cristalina ya ha ayudado a muchos de forma decisiva. Algunas de las propiedades curativas y aplicaciones para determinadas dolencias están descritas en los próximos capítulos.

Propiedades curativas de la sal

Las funciones elementales del cuerpo se basan en un equilibrio entre las sales y los flujos. Por eso, desde hace siglos, se utiliza la sal para recuperar la salud. Los primeros testimonios de su fuerza curativa los encontramos en ilustraciones del antiguo Egipto. Los terapeutas recomendaban la sal para el dolor de cabeza, enfermedades cutáneas, hidropesía y gota. En el imperio romano era sabido que las curas bebidas de agua salada fomentan el metabolismo y refuerzan el sistema inmunitario.

En el libro de salud de Ibn Botlan (*Abu'l Hasan al Muhtar ibn al Hasa ibn Sa'dun*), escrito en el siglo XI, se muestra la importancia de la sal en la antigüedad y durante la Edad Media. Se han conservado múltiples copias de este libro en árabe y en latín. Ibn Botlan clasifica todas las materias según las categorías de Hipócrates: seco, húmedo, frío y caliente. Según esto, la sal es seca y caliente, igual que el agua salada. El agua dulce está considerada húmeda y fría. La sal es buena para la digestión, evita la putrefacción pero es mala para el cerebro y la vista. Recomienda la sal, sobre todo a las personas débiles, preferiblemente en invierno y en las zonas del norte. El agua salada desata la barriga, los peces salados son buenos para los flemáticos.

A partir del siglo XIX, ganaron importancia los balnearios, los baños de *Sole*, las inhalaciones y curas bebidas de *Sole*. Gran parte de los balnearios alemanes se basan en el poder curativo de la sal, muchos incluso lo llevan en el nombre: *Bad Reichenhall, Bad Salzbrunn, Bad Salzschlierf, Bad Salzig, Bad Salzungen, Bad Salzuflen* o *Bad Salzdetfurth*. En estos lugares, se aplican con éxito los tratamientos con sal en dolencias de la piel, enfermedades respiratorias, problemas de digestión, reuma o enfermedades de las articulaciones.

La hazaña vital del Dr. Wilhelm Heinrich Schüssler (1821-1898) fue el descubrimiento de las propiedades curativas de la sal especialmente dosificada. Su sistema de curación se basa en el hecho de que en la incineración de un cuerpo humano, todas las partes orgánicas como la grasa, las proteínas y el azúcar se destruyen completamente, y solamente quedan 12 sales minerales. Define la salud como un equilibrio entre estas 12 sales. Este «sistema curativo bioquímico» intenta curar las carencias o las malas reparticiones de estas sales a través de la introducción de sales minerales no en su forma pura, sino en la forma potenciada según el procedimiento de la homeopatía.

Schüssler desarrolló 12 «medios funcionales bioquímicos», a través de la trituración de una parte de sal con nueve de lactosa. Esta primera potencia decimal (D1) se diluye en otras potenciaciones de la misma manera. La sal común es conocida como cloruro de sodio o sodio muriático, es el medio funcional Nº. 8, y se utiliza en la homeopatía, entre otras, para las siguientes dolencias:

- ✓ adelgazamiento
- ✓ falta de apetito
- ✓ debilidad de impulsos
- ✓ empobrecimiento de la sangre
- ✓ clorosis, dolores de cabeza
- ✓ migrañas
- ✓ catarros intestinales y de estómago.

La unción de cloruro sódico se emplea exteriormente en acné, llagas labiales, hongos y picaduras de insectos.

No sorprende que las aplicaciones curativas de la homeopatía que hacen referencia a las sales naturales se correspondan también con las recomendaciones que se hacían en la antigüedad.

La dietética china clasifica la sal (yan) en su comportamiento térmico como fría. El efecto se define como desintoxicador, armonizador con el «medio» y reductor del Qi. Su aplicación en la ciencia terapéutica está probada desde el siglo III a.C., sobre todo en sensaciones de saciedad, estreñimientos, dolores dentales y de garganta y hemorragias en las encías.

La sal común ha resultado de gran ayuda en el tratamiento de dolores. El Dr. Volker Desnizza ha descubierto que la inyección de soluciones salinas isotónicas tiene efectos increíbles en los dolores de espalda, hernias discales, reuma y migrañas. Los iones de sodio activan los nervios y se inicia un proceso de curación propio del cuerpo.

Aplicaciones externas de la sal

Baños de Sole (agua salina)

Aunque la aplicación externa de sal es conocida desde la más remota antigüedad, no fue hasta el siglo XVIII cuando esta práctica se expandió, provocando un auge de los balnearios marítimos. Cristoph Wilhelm Hufeland, médico de Schiller y Goethe, impulsó este desarrollo al escribir un libro sobre ello. Los lugares con fuentes de *Sole* o existencia de sal se convirtieron, con la aplicación externa del *Sole,* en balnearios.

Por lo general, hoy se utilizan en baños de *Sole* concentraciones del 1 hasta el 8 %. Pero dadas las positivas experiencias con concentraciones naturales mayores, en el Mar Muerto se utilizan también concentraciones de más del 12 % en psoriasis.

Según la composición de las sales y su concentración, los baños de *Sole* desgastan la circulación, motivo por el cual no deben llevarse a cabo por cuenta propia en casos de insuficiencias cardíacas o circulatorias. La duración del baño empieza con 5 ó 10 minutos y puede alargarse como máximo hasta 20 minutos. La temperatura del agua no debe ser superior a los 38º. Si se aplica en casa, deben reducirse los baños a dos por semana. Después del baño, envuélvase bien y guarde cama durante una hora. Sólo después debe ducharse y retirar la grasa.

Para la aplicación externa y los baños de *Sole* utilice sales cristalinas del Himalaya, en ningún caso sales con componentes químicos o artificiales. Para una bañera de 120 litros, necesita 1,2 Kg. de sal para conseguir una solución del 1 %. Diluya la cantidad adecuada para la concentración deseada en un poco de agua caliente hasta que la sal se haya disuelto por completo. Después, llene la bañera completamente y procure no sobrepasar los 38º de temperatura. La sal produce frío al disolverse, y por eso enfriaría el agua si la introdujera antes.

Los baños de *sole* pueden aplicarse para tratar enfermedades cutáneas como la psoriasis, la neurodermitis, el reuma y enfermedades de las articulaciones (a parte de brotes especialmente agudos). El efecto no se limita a la piel sino que va más allá pues también influye sobre el sistema nervioso negativo hasta la regularización del proceso de infección: los baños de *Sole* relajan, refrescan, animan y proporcionan nueva energía: estimulan la formación de glucocorticoides en la glándula suprarrental y con ello dominan las infecciones.

El efecto directo sobre la piel es que el agua salada se deposita en la capa porosa exterior, mientras que el agua dulce pura mata y elimina la capa protectora de grasa y hace que después se evapore más agua de la piel. Los baños de *Sole* no dejan secar la piel y son, por eso, muy adecuados cuando la piel está seca y áspera.

Los baños de sal producen efecto en artrosis, poliartritis crónica, gota, contracciones musculares, agotamientos psicovegetativos, problemas de menopausia y de menstruación, enfermedades cutáneas, problemas de circulación, neurodermitis, psoriasis, dolencias de las venas y debilitación de las defensas. El contacto total del agua salada con la temperatura de nuestro cuerpo nos recuerda al estado en el interior de la placenta. Produce un cambio de estado y estimula al cuerpo para activar los mecanismos propios de curación.

Lavados de Sole (agua salina)

Para los lavados de nariz, garganta y ojos se utiliza una solución isotónica del 0,9 %. Para ello, deben disolver 9 gramos de sal en un litro de agua tibia. Hacer gárgaras con agua salada humedece las mucosas y las bacterias, y las células muertas se eliminan; ¡un alivio para los dolores de garganta!

Para los lavados nasales, se utiliza una ducha nasal o una jarra de lavado nasal. Se coloca el pitorro en uno de los orificios nasales y se comprueba que cierre bien. Se levanta la jarra y se inclina suavemente la cabeza hacia un lado; enseguida sale el agua a través del otro orificio nasal. Después, se repite el procedimiento con el otro orificio nasal. En casos de resfriado se toma un poco más de sal para hacer correr la mucosidad que se diluye, incluso la que se encuentra en los orificios secundarios. Evidentemente, prevenir es mejor que curar. Muchos utilizan la ducha nasal diaria como prevención contra los resfriados. Los que padecen la fiebre del heno o dolores de cabeza encuentran un alivio en los lavados nasales.

Los lavados oculares se llevan a cabo con la llamada bañera ocular, un pequeño recipiente de cristal o plástico. Antes de nada, debe retirarse el maquillaje, llenar el recipiente con *Sole*, introducir el ojo e inclinar la cabeza hacia atrás. Mover repetidamente las pestañas para que el agua penetre en todo el ojo.

Fricciones de Sole, cataplasmas y compresas

En una herida abierta sólo puede aplicarse una solución salina isotónica. Para las enfermedades cutáneas, la concentración puede ser, al igual que en los baños de *Sole*, de hasta el 8 %. Las picaduras de insectos, torceduras, contusiones e hinchazones pueden tratarse con *Sole* saturado.

Para los cataplasmas, se introduce un pañuelo limpio de algodón o lino en el *Sole*. Los cataplasmas fríos son indicados para las torceduras, contusiones, tendovaginitis y para ser usados como compresas para bajar la fiebre; los calientes actúan sobre el reuma y los dolores articulatorios.

Una variante especial son los «calcetines de sal». Para ello, se introducen calcetines de algodón en *Sole* con una concentración del 3 %, se escurren y se colocan. Encima, hay que colocar unos calcetines secos y dejar actuar durante una hora. Los calcetines de sal estimulan la circulación, son de ayuda para los pies fríos crónicos y para la gota.

La «camisa de sal» funciona según el mismo principio, y se considera una forma evolucionada de el «abrigo español» de Kneip. La camisa bien escurrida debe quedar bien ceñida al cuerpo. Durante el reposo en cama produce retención de calor y, a causa de su fuerte efecto, no debe aplicarse en ningún caso bajo criterio propio durante más de una hora. La camisa de sal estimula el metabolismo y la desintoxicación. Después, se debe reposar durante largo tiempo o dormir.

Inhalaciones de Sole (agua salina)

La inhalación natural de *Sole* tiene lugar en el mar. En la zona de resaca puede comprobarse y medirse la cantidad de sal. Algo parecido sucede con los mecanismos de graduación en los balnearios de *Sole*. Las grandes cantidades llevadas por el viento proporcionan sal al aire de alrededor. Las inhalaciones son importantes en enfermedades respiratorias como bronquitis, infecciones crónicas de los senos paranasales y asma.

En casa puede realizarse una inhalación de *Sole* con un baño de vapor. Para ello introduzca en un recipiente 1 ó 2 litros de agua y sal cristalina primitiva, caliéntelo hasta que salga vapor y ponga la cabeza sobre el recipiente, cubierta con una toalla de forma que pueda respirar el vapor durante 15 minutos.

Al principio, la concentración del *Sole* debería estar algo por encima del 0,9 %; después, el vapor retira agua de la mucosa y actúa como disolvente. Puede elevarse la concentración hasta el 3 %, ya que las concentraciones más elevadas tienen un mejor efecto en los canales respiratorios inferiores.

Para las inhalaciones indicadas por el médico, existen vaporizadores de ultrasonidos y tubos que permiten definir el tamaño del recipiente. Los vaporizadores, como los que se utilizan para fuentes interiores, no deben utilizarse con *Sole*. Si desea mejorar el ambiente con *Sole* no utilice un vaporizador de este tipo ya que la bruma de sal es demasiado agresiva con los muebles de un piso. Se consiguen muy buenos resultados con una fuente de agua salada zeolítica. El zeolito es un cristal natural de silicato de aluminio alcalino o calinotérreo. Se encuentra en las aperturas y huecos de basalto. Con una estructura floja, muy porosa y perforada con muchos canales microscópicos, el zeolito se compone de silicio, aluminio, oxígeno, potasio y sodio. Se trata de un recambio de iones ideal, un filtro y un catalizador. Se utiliza también, por ejemplo, como filtro natural en estanques, acuarios y en preparadores de agua. Si se deja fluir el *Sole* por encima de zeolito se produce el mismo efecto que en los mecanismos de graduación: se desprende sal fina en el ambiente sin iones negativos (como en las lámparas de sal). El humo, el polvo y otras impurezas del aire serán filtradas. En la habitación se reproduce un clima suave como el del mar. Esto proporciona un alivio a todos aquellos que tienen problemas con los canales respiratorios.

Aplicaciones internas de la sal: Curas bebidas de Sole (solución o agua salina)

Las curas bebidas de *Sole* son las aplicaciones curativas de sal más antiguas. El médico romano Galeno ya las prescribía. En la Edad Media, había descripciones exactas de los procedimientos para hacer curas bebidas con más o menos concentración para fomentar el flujo de orina e interrumpir diarreas. También las curas bebidas de agua marina se pusieron de moda. Hoy, en algunos balnearios cerca del mar se ofrece agua marina embotellada para tratamientos bebidos. A menudo, para las curas bebidas de *Sole* se utilizan fuentes de *Sole* naturales con un contenido mineral terapéutico de más de un gramo por litro, y son consideradas como aguas curativas. Según el tipo de fuente, además de sodio contiene calcio, magnesio, potasio, cloro, sulfato y hidrogenocarbonatos, así como partículas de hierro, yodo o flúor. Se trata básicamente de las mismas materias que contiene la sal cristalizada del Himalaya. Pero, según el tipo de fuente estos minerales aparecen en diferentes combinaciones.

Las curas bebidas con agua altamente concentrada son prescritas por los médicos, según las enfermedades, para tratar dolores de estómago, dolores intestinales, dolencias de hiel e hígado, infecciones de los conductos urinarios, gota, diabetes, osteoporosis, cansancio y alergias.

Las curas bebidas de *Sole* con sales cristalinas del Himalaya se diferencian de las curas bebidas de agua porque no se emplean como terapia sino como medida preventiva para mantener la salud o como acompañante de otras terapias. No es necesaria la prescripción médica y puede aplicársela uno mismo en casa. De hecho, el concepto de «cura bebida» no es del todo correcto, ya que las curas o tratamientos están delimitados por un tiempo. El *Sole* de sal cristalina del Himalaya puede tomarse sin restricciones temporales. A diferencia de las curas bebidas de agua, se introducen en el cuerpo muy pocas sales minerales: solamente 1 ó 2 gramos de sal que pueden suprimirse de la alimentación diaria. Las curas de *Sole* no dependen de la cantidad de sal, sino de la calidad y de las informaciones que se transmiten. Además, cuanta menos sal refinada se añada a los alimentos, más efectivas son las sales cristalinas del Himalaya. Por eso, debe utilizar también sal cristalina del Himalaya para salar las comidas, molida recientemente con un molino de sal de cerámica, o *Sole* saturado. Reduzca el consumo de comidas precocinadas de las que no se puede saber con qué tipo de sal fueron preparadas.

Los efectos de las curas de *Sole* bebido son reconocibles e intensos. El tejido conjuntivo se purga y se eliminan las materias tóxicas; existe un cambio de ánimo, los blocajes energéticos desaparecen y se estimula el sistema de defensas propio. Pueden aparecer empeoramientos del estado de salud o crisis del proceso de curación como diarreas, dolores de cabeza, cansancio o indisposiciones, que no representan una derrota, sino una muestra de que el proceso de curación avanza.

Las curas de *Sole* bebido proporcionan energía y fuerzas nuevas. En ello influye naturalmente el equilibrio de los déficits de minerales o partículas. Las células corporales reciben un impulso gracias al contacto con el estado ideal del mar primitivo, del que surgió toda la vida. Se estimula el metabolismo y se crea un equilibrio sano.

Cuanto más se haya alejado uno de un modo de vida natural, más tarda en hacer efecto la cura de *Sole* bebido. Las personas que se alimentan correctamente, no fuman, no beben, no toman medicamentos químicos, y sus organismos ya han tenido experiencias con los suaves métodos curativos oscilatorios, como la homeopatía o quinesiología, sienten muy deprisa los efectos altamente beneficiosos para su salud de la cura de *Sole* bebido.

Las curas de *Sole* bebido son aptas para todos, a excepción de casos de insuficiencia cardíaca, circulatoria o renal y presión alta por la sensibilidad a la sal común. Las curas no producen siempre por ellas misma las curaciones milagrosas esperadas, depende de la preterapia y las dolencias anteriores. Pero ayudan a aquellos que quieran mantenerse sanos y en forma o a aquellos que quieran volver a serlo, a través de métodos naturales.

Aplicaciones de Sole saturado

A continuación, prepararemos *Sole* saturado a partir de trozos de sal cristalizada del Himalaya. Generalmente, pueden comprarse en pedazos o granulado en recipientes de vidrio. Si no, coloque el granulado o los pedazos en un tarro vacío de mermelada de vidrio. Añada agua y espere aproximadamente una hora.

El *Sole* está saturado cuando ya no se diluyen más cristales. El *Sole* saturado tiene una concentración de más o menos un 26 %. Mientras aparezcan cristales disueltos está garantizado que está saturado. El *Sole* es estéril, ya que con esta concentración de sal los gérmenes no tienen posibilidad alguna por lo que se conserva infinitamente.

Cómo realizar una cura de Sole bebido

Cada mañana, añada de una a dos cucharadas pequeñas (de plástico, ¡nunca de metal!) de *Sole* saturado en un vaso con agua. A poder ser, beba este vaso por la mañana en ayunas. Su sabor es un poco salado, pero no es desagradable. También puede beberlo dosificado a lo largo del día si mezcla de 1 a 2 cucharaditas en una botella de agua.

Los niños necesitan menos dosis de *Sole* saturado. Si reaccionan a la cura bebida con sal, deberá reducir la cantidad a menos dosis y volver a aumentarla hasta llegar a la cantidad que permita el niño.

La importancia del agua

Con la preparación del *Sole,* la sal primitiva secada hace 250 millones de años se pone de nuevo en contacto con el medio del que se cristalizó. El agua recoge las informaciones y nos las transmite. Ni qué decir tiene que no debe usar agua del grifo ya que está llena de informaciones y materias negativas desde su origen hasta su tratamiento. El agua ideal para la preparación del *Sole* y su disolución en forma bebida debe contener muy pocos minerales; debería ser un agua pura de manantial sin ácido carbónico, que no sea inferior energéticamente a la sal cristalizada del Himalaya. En Alemania, la mejor experiencia la he tenido con *Mont Roucous* (tienda de productos dietéticos), con una agua suave de los Pirineos. Es pobre en minerales y enriquecida naturalmente a través de las formaciones graníticas. Armoniza perfectamente con las sales del Himalaya, y es el medio perfecto para transmitir sus informaciones.

Sal para la belleza

La piel es el órgano humano más grande. Los problemas cutáneos casi siempre tienen que ver con el intestino o con el alma. Nuestra piel es, según el dicho, «el espejo del alma». Eczemas, neurodermitis y psoriasis son los efectos más extremos y visibles cuando algo no está en equilibrio. Si, por ejemplo, existen problemas con la función intestinal, la piel debe asumir funciones de eliminación, lo que se muestra con pequeñas impurezas hasta llegar al acné.

La sal se aplica exteriormente desde la antigüedad. Un baño de *Sole* es un alivio para pieles estresadas, secas y enfermas. Las manchas cutáneas desaparecen y se estimula la formación de piel nueva. La aplicación de *Sole* saturado también ayuda en infecciones; combate las bacterias perjudiciales y el pus.

El barro de *Sole* es apropiado para mascarillas y cataplasmas. Una máscara facial de barro de *Sole* aporta hidratación, regenera y estira la piel; tiene muy buenos resultados sobre la celulitis. Si no soporta el barro de *Sole* mezcle tierra medicinal con sal cristalina del Himalaya molida en proporción 1:1 y agua. Déjelo reposar unos 15 minutos.

Desde hace siglos, la sal se utiliza también para la higiene bucal. La ciencia terapéutica china recomienda masticar por las mañanas sal gruesa con un poco de agua, para protegerse de paradontosis y sangrados en las encías. Un consejo: utilice el *Sole* saturado de sales cristalizadas del Himalaya por las mañanas y por las noches, después de lavarse los dientes como lavado natural: gargarear durante 1 ó 2 minutos y pasar entre los dientes.

Lámparas de cristales de sal

Los efectos beneficiosos de los cristales de sal también pueden usarse para mejorar el ambiente de las habitaciones. Pasamos gran parte del tiempo en lugares cerrados en los que el aire está cargado de polvo, humo, y de las radiaciones de los materiales de los muebles, electrodomésticos y tejidos. Lo importante para el bienestar subjetivo es la distribución de iones en el aire de la habitación. Los iones son átomos que poseen pocos o demasiados electrones, por lo que su carga eléctrica no está igualada sino que es negativa (neutrones) o positiva (protones).

Para los humanos, los neutrones son beneficiosos. Nos encontramos mejor en lugares en los que el aire contiene una sobredosis de neutrones: en el mar, en saltos de agua, después de la lluvia, en el bosque o en el pico de una montaña. En los lugares cerrados hay normalmente más protones a causa de la calefacción, el aire acondicionado, los electrodomésticos, el televisor, el ordenador y los fumadores.

Si la sal cristalina se calienta desprende neutrones. Si se coloca una bombilla en un pedazo grande de sal cristalizada, la lámpara desprende en el ambiente iones negativos, y mejora así el clima de la habitación. Nos sentimos mejor, como en el mar. La luz rojiza que desprende la lámpara tranquiliza, calienta, renueva las fuerzas vitales, reanima y estimula las fuerzas defensivas. Pregunte por las lámparas de cristales de sal del Himalaya, ya que éstas complementan perfectamente los efectos externos de las curas bebidas de *Sole* .

Sal de valores integrales en la cocina

Hemos llegado casi al final de este pequeño libro sobre la sal, y todavía casi no hemos tratado acerca de su utilización en la cocina. Naturalmente, sería contradictorio ingerir sales cristalizadas del Himalaya y curas bebidas de *Sole* y no aplicarlo también en la cocina. Debería sustituirse la sal de mesa «vacía» que contiene apelmazantes. Para ello, se utiliza granulado de sal cristalizada, que se muele con un molino de sal. No utilice un instrumento de metal, sino de cerámica. La sal cristalina del Himalaya no debería mezclarse con materias apelmazantes. Aunque esto tiene el pequeño inconveniente de que la humedad ambiental hace que la sal se agrume, pero puede deshacerse con suaves golpes. Este problema se evita con un molino de sal.

Antiguamente, la sal se utilizaba en grandes cantidades en el hogar para la preparación de alimentos, cuando aún se hacía el pan, se adobaba la carne y el pescado, y la verdura se ponía en salmuera. El queso tampoco se podía hacer sin sal. Hoy, estos procesos se llevan a cabo en la industria, y nosotros compramos los productos acabados. Cuanto más se utilicen productos prefabricados en la cocina, menos sal se necesita. Quien, por lo contrario, prepara muchas platos de cosecha propia como verduras o cereales, necesita más sal y tiene la posibilidad de sustituirla por sal cristalina del Himalaya. Por eso, aquí hacemos una clara apelación: cocine usted mismo, y así será usted quien decida lo que toma. Después, elija tranquilamente la sal cristalizada, ya que usted conoce lo que en ella se esconde. Pero no se limite a eso: ¡use todas las especies y hierbas posibles para refinar sus platos!

Dónde puede adquirirse la sal

Pueden obtener sal cristalizada del Himalaya en tiendas de productos dietéticos o naturales. Es de coloración entre rosa y anaranjada, y en el granulado se percibe un brillo suave.

Para fines alimenticios se ofrecen variedades de sal limpias y tratadas en forma de trozos (aprox. 2-3 cm de diámetro), de granulado y para el molino de sal en forma de sal fina. La calidad para las aplicaciones externas es más sencilla y no está tan tratada, por eso es también más económica. Asegúrese que esté garantizado el origen del Himalaya.

La sal para la preparación de la cura bebida de *Sole* se vende normalmente en botes o en garrafas reciclables*, y las sales de baño en pequeños sacos. También se encuentra *Sole* ya preparado en pequeñas botellas. El agua suave de los Pirineos de Mont-Roucous se encuentra en tiendas de productos dietéticos.

En España, la sal cristalina del Himalaya está comercializada por MADAL BAL EVICRO en los siguientes formas:

<u>Sal alimenticia</u>:

Saco de algodón. 200 g.
Salero de cartón. 250 g.
Bolsa de 1000 g.

<u>Para la preparación de soluciones salinas:</u>

Fragmentos de sal. Bolsa de 1000 g.

En todos estos casos, la sal cristalina del Himalaya cumple con el CÓDEX ALIMENTARIUS INTERNACIONAL. Sin ninguna sustancia apelmazante, no refinada, sin blanquear, seleccionada y elaborada a mano. Todas ellas además poseen el certificado de garantía de «Origen Himalaya» otorgado por el fabricante de Pakistán.

Para adquirir
la sal cristalina del Himalaya

puede dirigirse a:

MADAL BAL EVICRO, S.L.
c/ Pintor Serra Santa, 15 bis, Local 10
08860 Castelldefels
Tel. 93 665 76 06 - Fax 93 636 40 08

Está distribuido en:

ANDALUCÍA
95 850 94 10
95 221 46 76

ARAGÓN-NAVARRA-RIOJA
976 25 25 26

ASTURIAS, GALÍCIA
985 30 00 11

CATALUNYA
93 665 76 06

CIUDAD REAL
926 22 95 00

MADRID
91 658 02 01

MALLORCA
971 24 56 20

MURCIA, ALICANTE
96 663 69 35

PAÍS VASCO
943 88 10 70

VALENCIA-CASTELLÓN
96 390 43 94

* TELÉFONOS ACTUALES (DICIEMBRE 2002)

Bibliografía

DESNIZZA, Volker, *Schmerzfrei durch Kochsalz.* Köln 1996.

HENDEL, Barbara, FERREIRA, Peter, *Wasser & Salz.* Herrsching 2001.

KAUSSNER, Erwin, *Kristallines Salz – Elixier der Jugend.* Siegsdorf 2001.

OBERBEIL, Klaus, *Fit durch Mineralien und Spurelemente.* München 1995.

Salz, Macht, Geschichte. Bayerische Staatskanzlei 1995.

SCHWEIGER, Anita, *Heilen mit Salz.* München 2000.

WEIHOFEN, Jürgen, Gey-Kemper, Birgit, *Gewürzkräuter – Gesundheit aus dem Klostergarten.* Troisdorf 2000.

WEIHOFEN, Jürgen, Gey-Kemper, Birgit, *Algen besiegen Cellulite*. Troisdorf 2001.

WEIHOFEN, Jürgen, Gey-Kemper, Birgit, *Heilpilze Ling Zhi, Shiitake & Co. Schützen das Immunsystem*. Troisdorf 2000.

En castellano:

«Sal cristalina del Himalaya», artículo traducido de la revista alemana *Natur-Heilen*, primavera de 2002.

PALAFOX, JORGE. «La sal de mesa, "puro veneno"», *Discovery Salud*, octubre de 2002.

Más información en:

Teléfonos:	93 655 76 06
	93 634 20 39

Acerca del autor

JÜRGEN WEIHOFEN es diplomado en Ecotropología, docente y autor en el ámbito de la salud y la alimentación. Dirige una consulta de asesoramiento alimentario en Troisdorf.

Índice